Inhalt

CBD-Öl 3

Was ist das CBD-Öl? 4

Herkunft des CBD-Öls 9

Aufräumen von Vorurteilen 15
   Die positiven Wirkungen 16
   Die Dosis macht das Gift 19
   CBD gegen Epilepsie und Parkinson 22

Finde das richtige Öl für dich 25

Worauf achte ich beim Kauf von CBD-Öl? 30

Die Wirkung von CBD-Öl 36
   CBD gegen Übergewicht 38
   CBD als Nervenwasser 39
   Überwinde deine Ängste 43

Mit CBD in den Tiefschlaf 44

Endlich Rauchfrei 47

Weitere Anwendungsfälle 49

CBD Öl im höheren Alter 55

CBD als Wundermittel 58

Die Inhaltsstoffe des CBD-Öls 64

CBD-Öl für Sportler 71

Nebenwirkungen des CBD-Öls 79

CBD Öl

Das Wundermittel Canabidöl verstehen und richtig anwenden.

Robert Kohlhaber

CBD-Öl

Das CBD, auch Cannabidiol, ist im Moment sehr angesagt und wird gerade zum neuen Trend. Hier erfährst du alles, was du zum CBD-Öl wissen musst.

Ich wünsche dir viel Spaß beim Lesen dieses Ratgebers.

Was ist das CBD-Öl?

Während der Forschungen an Cannabispflanzen wurden insgesamt 113 aktive Cannabinoide gefunden. Das Cannabidiol ist eines dieser aktiven Cannabinoide. Das CBD-Öl bietet nun eine chemische Verbindung, die aus der Pflanze Cannabis gewonnen wird. Gerade im medizinischen und im heilenden Sektor ist das CBD-Öl gerade sehr nachgefragt. Schon viele Studien haben bewiesen, dass es eingesetzt bei der Linderung zahlreicher Krankheiten eine hoch komplexe und sehr gute Wirksamkeit aufweist.

Doch gerade Cannabidiol und Cannabis sorgen immer wieder für Verwirrung. Denn oft wird THC mit Cannabis in Verbindung gebracht. Doch das CBD-Öl hat damit nicht viel zu tun. Denn im

Gegensatz zum THC, welches auch aus der Cannabispflanze gewonnen wird, ist CBD nicht psychoaktiv. Psychoaktive Substanzen sind Drogen, wie auch Alkohol, und verschiedene andere Mittel, die eine Veränderung des Bewusstseins herbeiführen. Die konsumierenden Personen zielen aber auch meist auf diese Wirkung ab.

Das THC enthaltende Cannabis ist auch unter den Namen Haschisch oder Marihuana bekannt. Es wird genau wie das CBD aus der Hanfpflanze gewonnen. Cannabis besteht meist aus den getrockneten Blüten und Blättern, wobei Haschisch das zusammengepresste Harz aus den Blütenbeständen der Cannabispflanze ist. Für berauschende Zustände kann man Haschisch und Marihuana rauchen, trinken oder auch essen. Der berauschende Zustand, der die Droge ausmacht, ist das THC Delta-9-Tetrahydrocannabinol.

Wenn Cannabis als Droge konsumiert wird, verursacht das oft rote und tränende Augen sowie einen trockenen Mund. Zudem erhöht es die Herzfrequenz und verändert als Droge ziemlich stark die Stimmung. Es sorgt für ein angenehmes und entspanntes High-Gefühl. Das passiert bei dem CBD-Öl nicht. Auch wird die Wahrnehmung von Gerüchen, Eindrücken, Musik und einigen Berichten zufolge auch Farben, viel intensiver. Nach dem Genuss von THC haben viele auch eine Hungerattacke oder einen Lachanfall.

Die einzelnen Substanzen THC und CBD werden nicht direkt aus der Pflanze des Cannabis extrahiert, sondern es sind erst einmal die Substanzen THCa und CBDa die so gewonnen werden. Das ist schon mal ein großer Unterschied. Dann kommt es dazu, dass wir den Unterschied zwischen THCa und CBDa und THC und CBD verstehen sollten, denn CBDa ist der Vorläufer des eigentlichen CBD. Beim Wachsen der Cannabis-Pflanze produziert diese nämlich nicht das reine THC und CBD, sondern das THCa und CBDa.

Diese Substanzen, also CBDa und THCa, sind erst einmal inaktiv. Das bedeutet, dass sie nicht als Konsummittel gelten. Doch durch Erhitzen, beispielsweise durch Kochen, Verdampfen oder Destillieren, durchlaufen sie die Decarboxylierung. In diesem Prozess werden THCa und CBDa in THC und CBD umgewandelt. Durch den Prozess der Decarboxylierung werden Kohlendioxide gespalten und das Endprodukt entsteht.

Herkunft des CBD-Öls

Oft unterscheidet man zwischen dem normalen Bauernhanf und dem indischen Hanf. Aber im botanischen Sinne handelt es sich hier immer um die gleiche Pflanze. In der Kulturführung entsteht der Unterschied zwischen einer landwirtschaftlichen Kultur oder einer Pflanze, die unter das Betäubungsmittelgesetz fällt.

Aber auch die verwendete Sorte macht hier den Unterschied. Das entscheidende Kriterium hierfür ist der THC-Gehalt. Dieser darf 1 Prozent in der Trockenmasse nicht überschreiten, denn ansonsten gilt es als Droge. Das THC ist verantwortlich für die psychogene Wirkung und den Rausch der Droge. Doch wie oben schon eingehend beschrieben enthält der Hanf auch andere weitere Cannabinoide.

Unter anderem das CBD. Es hat eine eher beruhigende und angsthemmende Wirkung. Zudem hat es auch eine sehr gute und positive Wirkung auf die restlichen Systeme im Körper und ist gerade in der Medizin und im therapeutischen Bereich sehr gefragt. Der markante und unverkennbare Geruch des Hanfs entsteht durch organische Verbindungen, den sogenannten Terpenen. Diese sollen entzündungshemmend, antiviral und antibakteriell wirken. Deshalb scheint es auch gar nicht verwunderlich, dass der Hanf gerade in der heutigen Zeit so eine Aufmerksamkeit auf sich zieht, wo alle wieder mehr Natürlichkeit wollen und weg von der Chemiekeule der Pharmaindustrie.

Der Hanf blüht immer nur einjährig. Er ist eine zweikeimblättrige Pflanze. Ursprünglich gab es immer eine weibliche und eine männliche Pflanze. Dabei bestäubt die männliche Pflanze die weibliche. Diese bildet darauf hin wiederum Samen, um die Fortpflanzung sicherzustellen. Wird sie nicht befruchtet, dann bildet sie Samenstände, die allerdings samenlos bleiben. Doch es gibt nun auch schon Hermaphroditen, diese haben gleichzeitig männliche und weibliche Blüten, die sie hervorbringen. Hanf wächst gut auf mittelschweren Böden mit einer guten Wasserversorgung. Er verträgt aber keine Staunässe und auch keine Verdichtungen. Da geht er leider ein. Der optimale pH- Wert im Boden, bei dem er gerne wächst, liegt zwischen 6 und 7,5.

Die Vorfrucht, die auf dem Boden des Anbaus wächst, ist dem Hanf eigentlich ziemlich egal. Er bildet Pfahlwurzeln, die sich aber wiederum sehr gut als Vorfrucht eignen. Bei Hanf empfiehlt es sich, ihn dreijährig anzubauen. Somit eignet sich Hanf sehr gut für den Bio-Anbau, denn er kann wegen seiner hervorragenden Faser, seiner Samen oder seiner weiblichen unbefruchteten Blütenstände angebaut werden. Diese haben einen sehr hohen CBD-Wirkstoff-Gehalt, wenn der Hanf legal ist.

Das Hanföl ist an sich ein sehr hochwertiges und wertvolles Öl. Bei der Produktion werden die Samen geerntet und gepresst. Im Öl aus den Samen sind keine psychoaktiven Wirkstoffe enthalten, denn es handelt sich hierbei nur um das ätherische Öl oder um den Auszug von Harzen aus der Pflanze an sich. Bei der Ernte werden die Samen mit einem

Mähdrescher abgenommen. Das schont die Pflanze, denn nur die obersten Teile der Pflanze werden abgeerntet. Doch bei der Ernte des Hanfes kann es auch zu einigen sehr unliebsamen Schwierigkeiten kommen, denn die Fasern sind sehr lang und anspruchsvoll. Sie können sich um die Dreschtrommel wickeln und dann im Nachgang die Maschine verstopfen.

Das bedeutet für den Bauern, dass er langwierige Reinigungs- und Instandsetzungsarbeiten hat. Aus demselben Grund ist es auch für die Produktion sehr schwer, das Hanfstroh zu häckseln. Deswegen gibt es beispielsweise in der Schweiz auch nur eine sehr kleine Hanföl-Produktion. Deswegen werden die Öle, aber auch die Samen, meist importiert.

Unter den hier vorherrschenden Bedingungen

können im Bio-Anbau knapp 800-1000 Kilogramm Samen pro Hektar mit einer Ölausbeute von knapp 30-35 % von den Bauern erwartet werden. Das Hanföl ist reich an Proteinen und hat auch eine Menge Omega-3- und Omega-6-Fettsäuren. Neben der oralen Einnahme und der großen positiven Wirkung für Körper und Geist kann man das Hanföl auch als Brennstoff, in Farben, Lacken, Kreiden und im kosmetischen Bereich verwenden.

Aufräumen von Vorurteilen

Das Hanföl, welches in Apotheken, Drogerien und Onlineshops hierzulande vertreten ist, ist sehr gut geprüft und meist zertifiziert. Das CBD-Öl wird meist in einem speziellen Extraktionsverfahren mit CO_2 gewonnen. Zudem wird das THC aus dem CBD-Öl mit verschiedenen und besonderen Methoden herausgefiltert, sodass der Konsument keine berauschende und psychogene Wirkung zu erwarten hat. Das Cannabidiol ist in seinem Ruhezustand eine Säure. In diesem Ruhezustand ist es auch nicht psychoaktiv, sondern es bietet dem Menschen und auch dem Tier eine Menge von wunderbaren Effekten, die das Wohlbefinden verbessern können.

Die positiven Wirkungen

Seitdem diese positiven Wirkungen erforscht wurden, setzen immer mehr große Forschungsunternehmen darauf, ihre weitergehenden Forschungen auf Hochtouren zu bringen und das Hanföl weiter auf dem Markt nach vorne zu treiben. Denn es gibt schon einige Pharmakonzerne, die aus diesem wunderbaren Naturstoff einige Medikamente entwickeln konnten. Doch die Pharmakologie und auch die Wissenschaft sind sich zu diesem Zeitpunkt sicher, dass bis jetzt noch nicht alle Potenziale und Ressourcen vom CBD-Öl weltweit erforscht und bekannt sind.

Wenn wir heute über Cannabinoiden sprechen, kommt sofort die Assoziation zu Cannabis. Und jeder führt diese Assoziationskette in seinen

Gedanken weiter. Somit kommt schließlich irgendwann der Gedanke, dass dieses CBD-Öl als Einstiegsdroge zum Haschisch genutzt werden könnte. Doch dem ist nicht so. Tatsächlich ist es so, dass Cannabis nur deshalb einen großen Wirkeffekt auf unseren Körper und unsere Psyche hat, weil wir die Rezeptoren, an die das Cannabis andocken kann, bereits in uns tragen. Und zwar gibt es einen Teil im Gehirn, das Endocannabinoid-System, welches sich im Hypothalamus befindet.

Hier werden das Wohlbefinden, der Schlaf und auch die Immunabwehr aufgebaut und gesteuert. Cannabidoide sind deshalb körpereigene und damit sehr nützliche Botenstoffe, die vom Körper selbst auch produziert werden. Cannabidoide, die nun von außen in den Körper eingeführt werden, können somit problemlos an die Rezeptoren im

Hypothalamus andocken und von dort aus die Wirkung verstärken und verbreiten.

Die Dosis macht das Gift

Ist dir Paracelsus, der Urvater der heutigen Pharmazie und Apotheker, noch ein Begriff? Sein ursprünglicher Name war Theophrast von Hohenheim. Er prägte den berühmten Satz, dass die Dosis alleine das Gift machen würde. Dieser Ausspruch ist nun schon seit über 500 Jahren bekannt. Und dieses Zitat können wir auch auf die Cannabidoide anwenden, denn der Hanf an sich ist einer der produktivsten und effizientesten Cannabis-Lieferanten. Der Hanf wächst sehr schnell, wird bis zu 2 Meter groß und war bis vor 100 Jahren noch eine ganz normale Pflanze des Ackergutes. Seit 7000 Jahren ist ihr Einsatz als Kulturpflanze schon nachgewiesen. Jedoch gab es seit 1920 einen Einbruch der Cannabispflanze. Über die Gründe ist man sich bis heute noch unsicher. Einer der Gründe mag jedoch auch sein, dass Hanf als sanfte

Einstiegsdroge gesehen wird, die letzten Endes zur Abhängigkeit von Heroin oder Amphetaminen führen wird. Dabei hat das CBD nichts mit Kiffen oder Drogenkonsum zu tun.

Wie schon oben kurz beschrieben, werden die Hanfsamen zur Ölgewinnung gepresst. Aus den Samen tritt nun das Öl aus. Dieses Öl ist eine Anreicherung von vielen Vorprodukten der Cannabidoide. Hier ist auch das THCa und auch das CBDa enthalten. Diese Vorstufen sorgen meist für die berauschenden Zustände. Das CBDa wird nun ganz vorsichtig und schrittweise langsam erwärmt. Mit Hilfe dieser Erwärmung und einem Ultraschall wird nun das gewünschte CBD gewonnen und das THC wird bei diesem Prozess abgespalten. THC hat auch seine positiven und negativen Wirkungen, wird aber auch gerne in der präfinalen

Schmerzmedizin eingesetzt. Aber in dem CBD-Öl ist davon nach dieser Extraktion nichts mehr vorhanden. Es muss dazu gesagt werden, dass THC in vielen Bereichen illegal ist und immer noch als Droge konsumiert wird. Jedoch ist man in einigen Bereichen schon weiter gekommen und kann sich das sogenannte THC zum Konsum als therapeutisches Mittel von speziellen Ärzten verschreiben lassen. Das CBD-Öl wird gerade nicht nur in dem naturmedizinischen Sektor ein großer Renner. Es wird für eine ganze Anzahl von Behandlungen angewandt.

CBD gegen Epilepsie und Parkinson

Gerade auf der Social-Media-Plattform YouTube gibt es viele Erlebnisberichte, auch gerade in dem englischen Sektor, die von erstaunlichen Wirkungen berichten. Zum Beispiel die Geschichte eines einen an Epilepsie und Parkinson erkrankten Menschen. Ihm hilft das CBD-Öl in der Therapie zur Schmerzlinderung sehr. Nebenher gibt es weitere, viele positive Berichte von Schmerzpatienten. Auch von Depressionen geplagte Menschen oder Menschen mit verheerenden Schlafstörungen berichten oft von Erfolgen dank der Anwendung von CBD-Öl.

Das treibt auch die pharmakologische Forschung weiter voran. Versuchsweise wird nun schon ein konzentriertes CBD-Öl bei Epilepsie und anderweitigen Krampfanfällen als Therapie und

Präventivum angewandt. Jedoch steckt die Forschung der Anwendbarkeit der Medikamente bis jetzt noch in den Kinderschuhen. Von daher sind sie noch nicht verschreibungsfähig. Daher ist es für Betroffene meist sehr teuer, das begehrte CBD-Öl käuflich zu erwerben. Aber wunderbarerweise ist die Anwendung von CBD-Öl gerade von der WHO als vollkommen ungefährlich eingestuft worden. Somit hat das CBD-Öl gerade die strengste Prüfung überhaupt bestanden. Im Abschlussbericht zu der Erforschung des Naturproduktes wurde festgehalten, dass CBD-Öl keine Droge ist und auch nicht berauschend wirkt. Zudem macht es nicht abhängig und kann auch in seiner Anwendung nicht überdosiert werden.

Zudem hat die Weltgesundheitsorganisation mitgeteilt, dass das CBD-Öl so gut wie keine

Nebenwirkungen hat und es zu 100 % legal ist. Somit ist es als ungefährliches Öl offiziell von der Weltgesundheitsorganisation eingestuft worden. An dieser Stelle möchte ich gerne noch anmerken, dass der normale Menschenverstand es natürlich vorsieht, dass das CBD-Öl nicht literweise in sich hinein gekippt werden sollte.

Denn zusätzlich zu dem kostspieligen Faktor ist es dafür auch einfach nicht gedacht.

Finde das richtige Öl für dich

Viele Menschen entwickeln auf das CBD-Öl als Nebeneffekt oftmals eine Allergie, die nicht auszuschließen ist. Deswegen ist auch gerade beim ersten Konsum von CBD-Öl immer darauf hinzuweisen, dass mit einer möglichst geringen und niedrigen Konzentration des Öls begonnen wird.

Dabei ist es natürlich auch nicht so leicht, das richtige Öl für sich zu finden. Auch im seriösen Handel ist das CBD-Öl natürlich nicht nur pur zu kaufen. Das ginge auch gar nicht, denn es ist nicht nur wahnsinnig teuer, sondern auch hoch wirksam. Somit wird es meist mit einem Trägeröl gemischt und dann in verschiedenen Konzentrationen angeboten.

Die geringste, käufliche Konzentration startet bei 2 %.

Das stärkste und damit auch das am stärksten konzentrierte CBD-Öl liegt bei einer Konzentration von 24 %. Stärkere CBD-Öle gibt es zwar auch, die sind dann aber nur direkt beim Hersteller zu beziehen und werden auch nur auf professioneller Arzneimittelbasis hergestellt und vertrieben. Das darf dann auf gar keinen Fall mehr auf dem freiverkäuflichen Markt geschehen.

Die Trägeröle, in denen das CBD-Öl gelöst ist, kann variieren. Ein sehr beliebtes Trägeröl ist das Hanfsamen-Öl. Man kann das CBD-Öl aber auch in Sesamöl, Sonnenblumenöl oder Leinsamenöl lösen. Wenn nun bei der Anwendung eine Unverträglichkeit auftreten sollte, könnte man zunächst versuchen, ein anderes CBD-Öl zu bekommen, das in einem anderen Trägeröl gelöst ist. Meist verbessert das schon die Verträglichkeit enorm und ein Konsum ist weiterhin möglich.

Das gebe ich an dieser Stelle immer gerne mit, da eine Unverträglichkeit im ersten Schritt nichts Unübliches ist. Doch bevor sich nun die große Enttäuschung breitmacht, ist es einfacher, ein anderes Trägeröl in Kombination mit dem CBD-Öl zu wählen.

Gerade Nahrungsergänzungsmittel wie auch das CBD-Öl boomen gerade auf dem gesamten Markt der alternativen Methoden und Ernährung. Das bedeutet natürlich auch, dass besonders viele Menschen auf diesen Zug mit aufspringen wollen und hier ihre Geschäftsidee wittern.

Das hat leider auch zur Folge, dass man in vielen online Börsen oftmals auch auf Produkte von zweifelhafter und unbekannter Herkunft stößt. Viele Produkte sind nicht so einfach zu bekommen und haben auch viele bedenkliche Inhaltsstoffe in sich. In einige Forschungen ist tatsächlich ein viel zu hoher, und nicht zulässiger Gehalt an THC in vielen CBD-Ölen nachgewiesen worden. Auch wurde als Trägersubstanz ein Petroleum als Öl verwendet, was überhaupt nicht zulässig ist.

Zudem gibt es auch minimale bis völlig fehlende Konzentrationen von CBD und Verunreinigungen durch Pilze und Bakterien. Diese Produkte setzen die Freiheit und die Gesundheit vieler Konsumenten aufs Spiel. Denn diese Verunreinigungen und falschen Herstellungsprozesse sind eine Gefahr für Leib und Leben. Zudem ist es auch strafbar, wenn jemand ein Öl besitzt, dessen THC-Gehalt über 0,2 % liegt. Zudem möchte niemand ein mit Bakterien verseuchtes Petroleum zu sich nehmen. Deswegen ist es ganz sinnvoll, sich beim Kauf von CBD-Öl auf gute Hersteller und Quellen zu beschränken und sich auch über die Anbieter zu informieren.

Worauf achte ich beim Kauf von CBD-Öl?

Wenn du dich nun dazu entschlossen hast, ein CBD-Öl zu kaufen und dieses anzuwenden, solltest du dir über die Eigenarten der verschiedenen Darreichungsformen bewusst werden. Das CBD-Öl wird tatsächlich meist als reines Öl verkauft. Als hocheffektiver Akutwirkstoff ist die Wirkung von CBD von seiner Konzentration im Trägeröl abhängig. Gerade die Konzentrationen der Öle machen den entscheidenden Unterschied zu Reinölprodukten aus. Das macht natürlich das jeweilige Produkt auch im Wesentlichen teurer.

Bei vielen Anbietern unterscheiden sich die Preise gewaltig. Recherchen haben ergeben, dass ein fünfprozentiges und damit am niedrigsten konzentriertes CBD-Öl in einer 10 ml Flasche etwa

30 € kostet. Eine Flasche mit der doppelten Konzentration kostet dann bei gleicher Inhaltsmenge, 10 ml, schon 50 €. Diese Konzentration ist zwar wissenschaftlicher, jedoch ist eine genaue Dosierung mit einem so hoch konzentrierten CBD-Öl eher schwierig. Beim Kauf solltest du auch darauf achten, dass nicht nur der prozentuale Gehalt des CBDs angegeben ist, sondern auch die absolute Menge des CBDs im Produkt. Denn hochwertige CBD-Öle haben meist einen absolut Anteil von bis zu 1000 mg an reinem CBD. Somit kannst du dir sicher sein, dass du mit diesem Hinweis deine optimale Tagesdosis errechnen kannst. Wenn du nun jedoch die Nachhaltigkeit auf den Preis umrechnest, dann wird sich das Bild ein bisschen wandeln. Denn ein Fläschchen CBD-Öl mit 10 ml enthält etwa 350 Tropfen. Wenn du nun bei deiner Behandlung etwa drei Tropfen pro Anwendung zählst, das sind dann

sechs Tropfen am Tag, kann ein Fläschchen für ca. 50-100 Dosen angewendet werden. Somit reicht dein Fläschchen CBD-Öl, je nach Dosierung, etwa fünf Wochen bis drei Monate lang. Du solltest auch beim Kauf ganz genau auf das Etikett achten. Denn CBD ist nicht gleich CBDa. CBDa ist eine Säure, die die Vorstufe des CBD ist.

Sie hat auch einen gewissen therapeutischen Effekt, ist aber in ihrer Wirkung nicht so hoch wie das reine CBD-Öl. Deswegen solltest du dich beim Kauf von besonders günstigen Produkten immer wieder vergewissern, dass es sich dabei um wirkliches und reines CBD-Öl handelt und nicht um ein billigeres und eventuell gepantschtes CBDa-Öl. Alle empfehlenswerte CBD-Öle sind zudem zertifiziert und tragen ein anerkanntes Prüfsiegel.

Ein guter Hinweis, um dein Produkt auf ausreichende Qualität zu beurteilen, ist das Bio-Siegel der europäischen Union. Wenn dein CBD-Öl dieses Prüfsiegel trägt, kannst du dir sicher sein, dass du ein gutes Produkt erworben hast, und es auch mit gutem Gewissen konsumieren. Ein wichtiges, weiteres Merkmal ist ein GMP-Zertifikat. Dieses weist nach, dass das Produkt sauber ist und aus nachhaltigen Quellen stammt. Die Überwachung dieses GMP-Zertifikates ist in verschiedenen Institutionen geregelt und ist Sache der Bundesländer. Somit ist es von höchster Stelle, staatlich garantiert.

Wie schon oben beschrieben, wird bei der Herstellung des CBD-Öls der Hanfsamen ausgepresst. Dadurch kommt natürlich nicht nur das CBD mit heraus, sondern auch das THC.

Deswegen ist es nicht ganz unumgänglich, dass eine gewisse Verunreinigung des CBD-Öls mit THC passiert. Deswegen solltest du beim Kauf des CBD-Öls auch immer auf das Etikett schauen und dir den THC-Gehalt mit ansehen. Denn davon sind auch immer ein paar Restmengen im CBD-Öl enthalten. Gerade wenn du einen Lieferanten oder eine Quelle im Ausland hast, von der du dir dein CBD-Öl beziehst, solltest du hier noch einmal besonders darauf achten.

Denn wenn der THC-Gehalt die maximale zulässige Konzentration überschreitet, kann es bei der Einfuhr Konflikte mit dem Gesetz geben. Für dich unbedenklich sind die Produkte, die in Deutschland und Österreich zu kaufen sind. Denn sie enthalten maximal den Grenzwert von 0,2 % THC im CBD-Öl. Somit unterschreiten sie die zulässige Höchstmenge des THC bei weitem. Die meisten Öle sind in der Schweiz oder in Österreich produziert worden. Somit enthalten sie auch meist ein Siegel der reinen Rechtsform. Dieses gilt dann für den Anbau, die verwendeten Samen, die verwendeten Maschinen, die Herstellungsverfahren und die Verpackung sowie den Service. Ein in Bio-Qualität erworbenes CBD-Öl ist selbstverständlich frei von Pestiziden, Herbiziden und Kunstdüngern.

Die Wirkung von CBD-Öl

Cannabidiol kommt in dem Faserhanf vor und verursacht keine psychogehenden Wirkungen. Dafür hat er sehr viele, andere Wirkmechanismen. Die neuesten Forschungsergebnisse haben gezeigt, dass es mehr als zehn Wirkungsweisen gibt, die von verschiedenen Rezeptoren beeinflusst werden. Zudem ist dem CBD-Öl eine besonders hohe antioxidative und stärkende Signalergebung von Adenosin zugewiesen worden. Es wirkt auf Rezeptoren wie zum Beispiel den CB1-Rezeptor, die zwei Vanilloidrezeptoren, den Glycinrezeptor und auch den 5-HT1A-Rezeptor.

Grundsätzlich lässt sich den in CBD-Öl enthaltenen Cannabinoiden eine große antioxidative Wirkung nachweisen. Sie fangen die freien Radikalen im Körper ein und können somit den oxidativen Stress im Gewebe und im Körper minimieren. Gerade bei Schädigungen, die durch Wasserstoffperoxid im Gewebe für eine oxidative Barrikade sorgen, kann das CBD-Öl als guter Helfer eingesetzt werden. Eine Studie mit Ratten hat ergeben, dass eine Gabe von CBD mit der gleichzeitigen Gabe von Alkohol Nervenschädigungen verhindern konnte. Das ist ebenfalls darauf zurückzuführen, dass das CBD-Öl eine große aktioxidative Wirkung hat.

CBD gegen Übergewicht

Vor einigen Jahrzehnten gab es schon Untersuchungen, die herausgefunden haben, dass CBD eine Blockade auf dem CB1-Rezeptor hervorruft. Somit kann die Wirkung von THC und seine Folgen wie z. B. die Steigerung der Herzfrequenz, die Zunahme des Appetites und die psychogene Wirkung vollkommen gehemmt werden. Somit kann das CBD auch gut in der Therapie von Übergewicht und Adipositas eingesetzt werden

CBD als Nervenwasser

Das CBD kann aber auch im Endocannabinoid-System eingesetzt werden. Hier sorgt es dafür, dass Endocannabinoids Anandamid nicht in die Zelle aufgenommen und abgebaut werden kann. Die Konzentration von Anandamit wird dadurch im Gewebe und in der Zelle erhöht. Durch diesen nun erhöhten Spiegel von Anandamit im Nervenwasser oder auch im Gehirn kann eine antipsychotische Wirkung erzielt werden. Das lässt darauf hoffen, dass Schizophrenie-Patienten gut damit behandelt werden können und nicht auf chemische Substanzen zurückgreifen müssen.

Das CBD-Öl wirkt auf die Vanilloidrezeptoren des Typs 1 und 2 sehr gut stimulierend. Das hat die Wirkung, dass im Körper Schmerzen gelindert werden können. Denn meist ist auf den

Nervenendigungen ein Vanilloidrezeptor 1 ansässig. Dieser gilt auch als Schmerzrezeptor. Diese Rezeptoren können nun auf der Zelle durch das CBD stimuliert werden und es tritt sehr schnell eine schmerlindernde Wirkung ein. Weiter hat es auch einen Wirkmechanismus auf den Vanilloidrezeptor des Typs 2. Denn er sorgt im Körper für eine Form der Zellzerstörung, diese nennt man Autophagie.

Zum Beispiel kann er hier eine Hemmung der Vermehrung von bestimmten Tumorzellen entgegenwirken. Dies wurde schon bei Zellschädigungen des Hirntumors gesichtet und untersucht.

In verschiedenen Versuchen an Mäusen wurde herausgefunden, dass das CBD auch eine positive Wirkung auf entzündliche und neuropathische

Schmerzen hat und diese sogar verringern kann. Mäuse verfügen nicht über die Glycinrezeptoren, die beim Menschen vorranging in den Nervenzellen zu finden sind. Bei den Mäusen im Versuch trat keine schmerzhemmende Wirkung auf, so dass nun davon ausgegangen werden kann, dass dieser bestimmte Rezeptor einen Einfluss auf die Unterdrückung von verschiedenen chronisch veranlagten Schmerzreizen hat. Wenn nun durch die Anwendung des CBDs der Glycinrezeptor aktiviert wird, kommt es zu einer nieder gesetzten Erregbarkeit der betroffenen Nervenzellen und der Schmerz wird infolgedessen reduziert.

Im Körper wirkt das Adensoin auf unterschiedliche Weisen. Und auch hier hat das CBD eine gute Wirksamkeit. Denn es blockiert die Ausschüttung von aktivierenden und belebenden Botenstoffen im gesamten Nervensystem. Unter diese Botenstoffe fallen zum Beispiel Noradrenalin und der Neurotransmitter Dopamin. Das hat zur Folge, dass sich die Blutgefäße erweitern. Die Signalgebung von Adenosin wird nun durch das CBD verstärkt und kann somit beispielsweise eine entzündungshemmende Wirkung hervorbringen.

Überwinde deine Ängste

Das CBD kann auch an den 5-HT1A-Rezeptor andocken. Dieser komisch benannte Rezeptor ist ein sogenannter Serotonin-Rezeptor. Er ist im Gehirn und im Rückenmark. Er beeinflusst stark Lernvorgänge und reguliert die Körpertemperatur und noch viele andere Effekte im Körper. Wenn dieser Rezeptor nun durch medikamentöse Substanzen aus Psychopharmakarn aktiviert wird, können dadurch Angsterkrankungen und Depressionen gelindert und geheilt werden. Das CBD kann nun an diese Rezeptoren andocken und sich binden und damit eine angstlösende Wirkung hervorrufen.

Mit CBD in den Tiefschlaf

Wer kennt es nicht, wenn die Nacht mal wieder ein bisschen kürzer geworden ist. Entweder hat die Wärme einen über Nacht nicht schlafen lassen oder der Partner hat die Bäume neben einem abgesägt. Das kann man mal eine Nacht gut überstehen. Doch wenn man längere Zeit nicht richtig zur Ruhe kommt, können sich daraus schnell mal handfeste Schlafstörungen entwickeln. Wer unter Schlaflosigkeit leidet, hat auch oft mit den unschönen Folgeproblemen wie innerer Unruhe oder Anspannung zu kämpfen. Oft fällt dann in Folge dessen auch die Leistungskurve ziemlich rapide ab und es kommt zu Fehlern.

Daraufhin greifen die meisten Menschen zu Schlafmitteln, dieses Defizit in der Nacht auszugleichen. Doch die Schlafmittel sorgen leider nicht nur dafür, dass man in der Nacht zu einem erholsamen Schlaf kommt. Oft lassen sie dich auch morgens einfach wie erschlagen und völlig matschig wirken und sorgen dann auch noch auf langfristige Anwendbarkeit für eine Abhängigkeit der Mittel.

Mit dem CBD-Öl ist hier eine gute Alternative entstanden. Denn es ist so gut wie völlig nebenwirkungsfrei. Du kannst mit der Anwendung des CBD-Öls ausgeruht in deinen Tag starten und hast nicht den Hangover-Effekt zu fürchten. Denn die Inhaltsstoffe des CBD-Öls wirken auf natürliche Art und Weise der Schlaflosigkeit entgegen. Müdigkeit ist unter Umständen eine Nebenwirkung einer zu hohen Dosierung.

Und im Gegensatz zu chemischen Substanzen ist es die bessere Wahl, denn du bist morgens wesentlich entspannter und erholter.

Endlich Rauchfrei

Eine neue Studie hat nun auch gezeigt, dass das CBD auch dazu angewandt werden kann, mit dem Rauchen aufzuhören. Falls du Raucher sein solltest, gab es sicherlich auch schon den einen oder anderen Versuch, den du unternommen hast, um mit dem Rauchen aufzuhören. Doch mithilfe des CBDs kann es dir nun gelingen, endlich rauchfrei zu werden. In der Untersuchung wurden 12 Raucher untersucht, die CBD inhalierten. Immer wenn sie den Drang nach einer Zigarette hatten, dann bekamen sie das CBD. Weitere 12 Raucher bekamen in dieser Studie Placebos. In der Placebo-Gruppe zeigten sich keine nennenswerten Veränderungen. Die CBD-Gruppe verspürte jedoch große Veränderungen. Denn sie hatten immer weniger Lust auf Zigaretten. Aber nicht nur das, auch die Anzahl der Zigaretten, die sie rauchten, ging um ca. 40 % zurück.

Weitere Anwendungsfälle

Auch gegen Akne kann das CBD sehr gut eingesetzt werden. Denn nicht nur Jugendliche haben das Problem mit der unschönen Haut. Auch immer mehr Erwachsene leiden unter den Folgen. Leider sind wir mit der Haut generell immer anfälliger geworden und viele Umstände des alltäglichen Lebens begünstigen leider weiter die Entstehung der Akne. Aber dank des CBDs kann hier nun gut Abhilfe geschaffen werden. Es wirkt sehr entzündungshemmend und antibakteriell. Es kann auch dazu beitragen, den Fettgehalt der Haut zu reduzieren und somit dauerhaft die Akne zu bekämpfen.

Das CBD ist ja vor allem für seine beruhigende Wirkung bekannt. Deshalb kann es gut gegen Stress, Nervosität und Überlastungen eingesetzt werden. Zudem kann es auch bei anderen psychischen Überreizungen und in Krisensituationen angewendet werden. Denn es wirkt sowohl beruhigend als auch regulierend und entspannend auf den gesamten Körper, die Psyche und das System.

Diabetes ist genauso wie zum Beispiel Asthma langsam aber sicher zu einer Volkskrankheit geworden. Wer Glück hat, kann sich mit Tabletten um das Spritzen drücken. Aber irgendwann erschlafft die Produktion des körpereigenen Insulins so sehr, dass man da leider als Betroffener nicht umhin kommt und sich das Insulin, meist subkutan, spritzen muss. Das CBD wurde in einer Studie mit Mäusen auf die Vorbeugung von Diabetes hin getestet. Das Ergebnis ist, dass Mäuse mit Übergewicht, die CBD erhielten, trotz weiter geführter Essgewohnheiten und des Übergewichtes kein Diabetes entwickelten. Und dass trotz der großen Risikofaktoren. In einer Placebo-Kontroll-Gruppe hingegen entwickelten die meisten Mäuse tatsächlich Diabetes.

Zudem gab es eine weitere durchgeführte Studie an Mäusen, die zeigte, dass sich auch die Krankheit und die Symptome der Multiplen Sklerose mit der Anwendung von CBD lindern lassen können. Die Mäuse erhielten für die Dauer der Studie, 10 Tage lang, eine Gabe von CBD. Sie zeigten eine große Verbesserung ihres Allgemeinzustandes und auch der Beweglichkeit, die aufgrund der MS schon bei einigen Probanden stark eingeschränkt war. Es müssen in dieser Sache noch einige Studien folgen, aber die hier vorliegenden Anhaltspunkte machen schon eine große Menge aus und lassen auf neue

Forschungsergebnisse hoffen, die den Betroffenen Linderung verschaffen könnten.

Aufgrund seiner wunderbaren entzündungshemmenden Eigenschaften haben schon viele Probanden gute Ergebnisse bei dem Einsatz von CBD bei Morbus Crohn erzielt. Viele Patienten mit dem Krankheitsbild Morbus Crohn berichten von einer deutlichen Verbesserung ihrer Symptome und einer Begünstigung des Verlaufes der Krankheit.

Auch Patienten mit dem klinischen Bild der Fibromyalgie haben mit dem Einsatz von CBD schon gute Erfolge verzeichnen können. Eine Gruppe von Patienten wurde mit den herkömmlichen, schulmedizinischen Medikamenten behandelt, die anderen bekamen das CBD zusätzlich. Die Patienten mit den herkömmlichen Medikamenten zeigten keine erkennbaren Verbesserungen. Die

Probanden, die zusätzlich das CBD bekamen, hatten gute Erfolge und Verbesserungen der Krankheit zu vermelden. Es müssen auch hier in diesem Falle noch einige Studien gemacht werden, die die guten Erfolge nachweisen können, aber es ist ein kleiner Hoffnungsschimmer, der Betroffene wieder aufatmen lässt im Kampf gegen die meist tödlich endenden Krankheiten.

Das CBD-Öl kann auch bei Asthma und Allergien sehr gut angewendet werden, denn es regt das Immunsystem an und wirkt zugleich noch den Entzündungsprozessen hemmend entgegen. Wenn das Asthma nämlich aufgrund eines fehlgesteuerten Immunsystems entstanden ist, kann das CBD-Öl hier gut behandelnd eingesetzt werden. Das gleiche gilt für mit Allergien geplagte Patienten, denn durch die Stärkung des

Immunsystems kann die körpereigene Abwehr wieder angekurbelt werden und das kann die Allergien lindern. Somit können die meist durch Pollen oder wetterbedingte Einflüsse entstandenen Allergien eingedämmt und reduziert werden. Auch Allergien, die durch bestimmte Substanzen im Haushalt entstehen, wie z. B. Tierhaare, Hausstaub, Milben oder Schimmel, können durch CBD-Öl-Anwendungen gemildert und abgeschwächt werden.

CBD Öl im höheren Alter

Degenerative Erkrankungen des Gehirns wie zum Beispiel Alzheimer oder Demenz sind meist für die Betroffenen genauso schlimm wie für die Angehörigen. Durch das Eindringen und die Produktion von schädigenden Proteinen werden die Nervenbahnen nach und nach immer mehr geschädigt. Das lässt das Gehirn absterben, die Gedächtnisleistung lässt nach und die Gehirnleistungsfähigkeit nimmt im Verlauf dieser Erkrankung immer mehr ab. In einigen Tierversuchen wurde eine gute Anwendbarkeit von CBD-Öl bei Alzheimer und Demenz nachgewiesen. Hierzu müssen aber immer noch mehr Forschungen angestellt werden, um den Betroffenen wirklich Hoffnung machen zu können.

Die degenerative Erkrankung des Knorpelgewebes ist Arthrose. Die entzündungshemmenden Eigenschaften des CBD-Öls können hier bei leichten Vorstufen der Erkrankung, zum Beispiel Arthritis, eingesetzt werden und Linderung verschaffen. Ist der Knorpel jedoch einmal vollständig abgebaut, ist der Einsatz hiervon meist auch schon zu spät, denn den Knorpel kann das CBD-Öl an dieser Stelle leider nicht mehr aufbauen. Jedoch kann es vorbeugen, dass weiterer Knorpel an anderen Stellen im Körper abgebaut werden. Und ein weiterer guter Aspekt ist, dass es die entstandenen und entstehenden Schmerzen während der Arthrose lindern kann.

BSE ist eine weitere degenerative Erkrankung des Gehirns, genau wie zum Beispiel der oben aufgeführte Alzheimer oder die Demenz. Diese

Erkrankung wird jedoch durch sogenannte gefaltete Eiweiße hervorgerufen, den sogenannten Prionen. CBD-Öl kann hier angewendet werden, um die Vorgänge des Eiweißes zu verlangsamen. Aber an dieser Stelle möchte ich auch ausdrücklich darauf hinweisen, dass es hierzu keine belegten Studien gibt und es reine Vermutungen sind. BSE ist eine sehr schwerwiegende und hoch ansteckende Erkrankung, die meist tödlich im Verlauf ist. Deswegen ist hier nicht von einer Linderung oder gar Heilung auszugehen.

CBD als Wundermittel

Wer immer wieder unter Übelkeit und Brechreiz leidet, sollte auf jeden Fall einmal den Versuch unternehmen, ob ihm das CBD-Öl vielleicht ein wenig Linderung verschaffen kann. Normalerweise ist der Konsum öliger Substanzen nicht gerade förderlich beim Umgang mit Übelkeit, jedoch wird das CBD-Öl nur in kleinsten Dosen und somit nur in Tropfen eingenommen. Durch seine beruhigende und lindernde Eigenschaft sollte es auch hier unbedingt mal versucht werden, ob es bei starker Übelkeit eine Linderung bringt.

Gerade in den sozialen Medien wie zum Beispiel YouTube gibt es einige Videos, in denen Patienten mit einem aktuellen Schub an Epilepsie das CBD-Öl anwenden und es ihnen auch hilft. Auch wenn viele der hier zu sehenden Menschen diese Therapie bei akuten Krampfanfällen der Epilepsie eigenmächtig durchführen, solltest du dir auf jeden Fall einen Arzt zu Rate ziehen, der die Therapie unterstützt. Denn gerade ein akuter Krampfanfall, entweder bei dir selbst oder bei deinen näheren Angehörigen, kann schnell zur Lebensgefahr werden.

Deswegen solltest du in diesem lebensbedrohlichen Zustand immer auf den Rat deines Arztes hören, der deine individuelle Situation am besten einschätzen und dich somit auch gut beraten kann. Denn diese Erkrankung bietet keinen Spielraum für etwaige Experimente mit der Gesundheit.

Wie oben schon einmal kurz angeschnitten, besitzt das CBD-Öl eine zügelnde Wirkung auf den Appetit. Das kann gerade bei einem starken Übergewicht und einer diagnostizierten Adipositas sehr gut auf die Therapiefortschritte wirken.

Denn neben einer Ernährungsumstellung und einem Bewegungsprogramm sollten auch weitere Hilfsmittel nicht fehlen, die den Betroffenen Abhilfe schaffen können. In Kombination mit einer gesunden und kohlenhydratarmen Ernährung und der richtigen Portion Bewegung und dem CBD-Öl kann einem gezielten und guten Gewichtsverlust nichts mehr entgegen stehen.

Aber alleine auf das CBD-Öl solltest du dich nicht in der Bekämpfung von Adipositas und krankhaftem Übergewicht verlassen. Sicher ist es bei ein oder zwei Kilo, die du gerne verlieren möchtest, kein Problem nur das Öl als Therapie anzuwenden. In jedem anderen Fall gehört die Therapie natürlich auch in ärztliche Hand und muss begleitet und überwacht werden.

Verschiedene Studien über das CBD-Öl wurden zu den Inhaltsstoffen gemacht. Somit wurden immer mehr Unternehmen auf das Öl aufmerksam. Mittlerweile wurden zu dem Hanf und auch zum CBD-Öl viele Studien durchgeführt, jedoch reichen die noch nicht, um das CBD-Öl als Heilmittel zuzulassen. Die verschiedensten Wirkungen konnten jedoch durch die Forscher nachgewiesen werden. Gerade in Bezug auf die Wirkung von CBD und Krebs gibt es mittlerweile sehr viele Studien.

Die Forschung befasst sich dabei mit vielen unterschiedlichen Arten von Krebs und der Wirkung des CBD auf diese. Zum Beispiel wurden im Rahmen verschiedener Studien schon die Wirkungen von

CBD auf Gehirntumore untersucht. Dabei wurde herausgefunden, dass CBD dazu beiträgt, die Lebensfähigkeit von Tumorzellen deutlich zu verringern. Weitere Studien aus den Jahren 2001 und 2011 konnten diese Ergebnisse tatsächlich auch bestätigen.

Auch bei weiteren Krebsarten konnten die Forscher gute Ergebnisse in der Behandlung feststellen. Beispielsweise bei Lungenkrebs, der sehr aggressiv und meist resistent gegen Chemotherapie ist, konnten sie eine durchaus hervorragende Wirkung des CBDs feststellen.

Die Forschung setzte sich darüber hinaus auch mit der Wirksamkeit von CBD-Öl auf Brustkrebs auseinander. Auch in diesen Studien kann man sehen, dass vielen Frauen durchaus Hoffnung in der Behandlung gemacht werden kann.

Denn es zeigt sich, dass CBD auf der einen Seite das Wachstum der veränderten Zellen, also der Krebszellen, verhindert und auf der anderen Seite aber auch eine Ausbreitung der mutierten Zellen hemmen kann.

Die Inhaltsstoffe des CBD-Öls

Im CBD-Öl sind sehr viele, wichtige Inhaltsstoffe enthalten, die für den Körper lebensnotwendig sind und die er aber darüber hinaus leider nicht selber herstellen kann. Das beinhaltet vor allem die enthaltenen Mineralstoffe und Proteine. Doch auch viele Vitamine, Ballaststoffe und ungesättigte Fettsäuren sind im CBD-Öl zu finden.

Für den Körper sind Omega-3- und Omega-6-Fettsäuren sehr wichtig, sofern sie miteinander kombiniert im richtigen Verhältnis sind. Das ist beim CBD-Öl tatsächlich so. Denn das Verhältnis von eins zu drei ist in keinem anderen Pflanzenöl so ideal, weshalb das CBD-Öl auch nahezu perfekt ist, um den Organismus gesund zu erhalten, eenn beide Fettsäuren haben einen sehr großen Einfluss auf die Erneuerung und Regeneration von Zellen. Sie profitieren aber auch von den Fettsäuren in Hinblick auf den Aufbau der Zellmembran. Beide Fettsäuren sind entzündungshemmend, wenn sie im Verhältnis zueinander optimal dosiert sind. Somit haben sie auch eine sinkende Wirkung auf den Blutdruck.

Eine weitere, entzündungshemmende Säure ist die Gamma-Linolensäure. Diese ist ebenfalls im CBD-Öl enthalten. Sie ist gerade für Menschen sehr wichtig, die unter Hauterkrankungen wie zum Beispiel Neurodermitis oder Schuppenflechte leiden, denn sie eignet sich besonders zur Hautpflege und zur Behandlung von entzündlichen Erkrankungen der Haut.

Im CBD-Öl sind auch sehr viele Vitamine enthalten. Im Großteil betrifft das die Anwesenheit des Vitamines E. Es wirkt antioxidativ und hat so einen Anti-Aging-Effekt. Es schützt die Zellen des Körpers und kann dadurch auch vorbeugend wirken für Schlaganfälle, Alzheimer, Herzinfarkte und verschiedensten Krebsarten. Zudem sind im CBD-Öl auch die Vitamine B1 und B2 in großer Menge vorhanden. Vitamin B1 wird auch als das Gute-Laune-Vitamin bezeichnet, denn es nimmt einen nicht unwichtigen Einfluss auf den Spiegel des Hormones Serotonin. Deswegen wird es auch gerne bei Behandlungen von Depressionen angewendet. Vitamin B2 ist ein sogenanntes Coenzym, es befindet sich ebenfalls in den Zellen des Körpers.

Das CBD-Öl enthält neben den Cannabinoiden, den Fettsäuren und Vitaminen auch noch wichtige

Mineralstoffe und Spurenelemente, die für den menschlichen Organismus zum Leben sehr wichtig sind. Darunter fällt zum Beispiel das Eisen, das ein Spurenelement ist, das für den Transport von Sauerstoff durch das Blut zu den Zellen eingesetzt wird. Auch Kalium ist enthalten, welches als Mineralstoff einen sehr großen Einfluss auf den Wasserhaushalt hat und zudem zur Impulsweiterleitung von Nerven beiträgt. Calcium ist ebenfalls ein wichtiger Mineralstoff, der dafür sorgt, dass die Zähne, Knochen und Knorpel eine bestimmte Stärke besitzen. Es kann vom Körper nicht selbst produziert werden und muss somit über die Nahrung aufgenommen werden. Zudem ist im CBD-Öl auch das Spurenelement Kupfer enthalten, welches zur Stärkung des Immunsystems beiträgt und eine wichtige Bedeutung bei der Bildung roter Blutkörperchen besitzt. Der Körper hat keine Speicherfähigkeit für Kupfer, deshalb ist die Aufnahme über die Nahrung so wichtig. Das enthaltene Mangan ist für das Bindegewebe ein unabkömmliches Spurenelement. Zudem ist es auch notwendig, um verschiedene Vorgänge von Enzymen im Körper sicherstellen zu können. Es enthält auch Magnesium, welches für das Immunsystem von großer Bedeutung ist und auch eine Rolle beim Blutkreislauf und der Erhaltung wichtiger Organe spielt. So unterstützt es die Funktion der Leber und des Elektrolythaushaltes und ist wichtig für Muskeln, Sehnen, Fasern und Nerven. Der Mineralstoff Natrium nimmt auf die Kontraktionen der Muskeln Einfluss. Außerdem sorgt er dafür, dass die Weitergabe von Nervenimpulsen funktioniert. Auch der Mineralstoff Phosphor ist im CBD-Öl enthalten. Er wird zusammen mit dem Calcium zur Stärkung von Zähnen und Knochen unterstützend eingesetzt und ist somit außerdem wichtig für den Aufbau der

Zellen. Ein weiteres enthaltenes Spurenelement ist Zink. Es ist an vielen Funktionen des Stoffwechsels beteiligt. Es sorgt zudem dafür, dass über 300 andere Enzyme im Körper ordnungsgemäß ihre Arbeit verrichten können und sie funktionieren. Zink sorgt außerdem für die Regeneration der Haut.

Ein weiterer Bestandteil des CBD-Öls ist das Chlorophyll. Es sorgt für die grüne Farbe. Im Körper verhilft es, ähnlich wie das Hämoglobin, dazu dass die Zellen optimal arbeiten können. Wenn die Zellen einwandfrei arbeiten können, haben Sie auch die Möglichkeit, frei zu atmen und sich dann auch zu reinigen und zu entgiften. Somit wird die Versorgung mit frischem Sauerstoff sichergestellt und das Immunsystem wird damit auch noch einmal positiv beeinflusst.

Der gelbe, fast goldene Schimmer des CBD-Öls kommt von den Carotinoiden. Diese sorgen dafür, dass der Körper einen Schutz vor frühzeitiger Alterung hat, sie stärken die Zellmembranen und fördern und unterstützen das Immunsystem. Gerade das Beta-Carotin ist bekannt dafür, dass es eine sehr schützende Wirkung für das Herz-Kreislauf-System bietet. Es beugt Arterienverengungen vor und wirkt auch noch positiv auf den Cholesterinspiegel.

CBD-Öl für Sportler

Gerade für Sportler ist eine hohe Anforderung an ihre Leistung sehr wichtig. Deswegen nutzen auch immer mehr Sportler das CBD-Öl, um sich auf Wettkämpfe vorzubereiten und den neuen Wirkstoff in ihr Leben als Ernährung, Diät und Therapie zu etablieren.

Dabei ist Sport nicht nur Gesundheit und Gesunderhaltung, sondern bedeutet mitunter Verschleiß. Gerade deswegen bietet das CBD dem Sportler eine Vielzahl von Vorteilen und einen Pluspunkt an Nutzen. Denn gerade im Vordergrund stehen die besonderen entzündungshemmenden Eigenschaften, die auch dabei helfen können, Schmerzen und Verletzungen zu lindern und Muskelkrämpfe zu lösen. Somit kommt es dann auch schneller zu einer körpereigenen

Regeneration. Aber diese Auswirkungen hat es auch auf das Gehirn. Denn es hilft auch bei der Heilung und der Regeneration des Gehirns, beispielsweise nach einer Gehirnerschütterung. CBD hat keine psychoaktive Wirkung und wird nun auch seit neuestem von der Nationalen Anti-Doping-Agentur nicht mehr als Dopingmittel deklariert. Es ist somit ein völlig natürliches Nahrungsergänzungsmittel, das vielen Sportlern eine Unterstützung bieten kann.

Viele Sportler und Wettkämpfer nehmen tatsächlich aus den verschiedensten Gründen Nahrungsergänzungsmittel zu sich. Dabei haben die meisten Nahrungsergänzungsmittel die Absicht, das Muskelwachstum zu begünstigen oder eine höhere Leistung abrufen zu können. Das CBD-Öl bietet hier nun eine Vielzahl von Neujahrs-Vorteilen, unabhängig davon, ob du nun im Fitnessstudio trainierst oder deinen Sport professionell auf einem Spielfeld oder in der Halle ausübst.

Das CBD-Öl reduziert zudem auch äußerst wirkungsvoll Entzündungsprozesse. Somit können gerade entzündete Muskeln und Gelenkschmerzen vor und nach einem harten Training gemindert werden. CBD-Öl wirkt nicht nämlich wie die normalen, gängigen Schmerzmittel, denn es überdeckt die Schmerzen nicht komplett und verhindert somit, dass du über deine normalen Grenzen hinausgehst und dir eventuell noch schlimmere Verletzungen hinzuziehst. Es gibt dir weiterhin deine natürliche Bewegungsfähigkeit und reduziert dabei aber den Muskelkater nach einem Training, damit dein Körper seine eigenen

Ressourcen aufbauen kann und sich selber wieder regeneriert.

Beide Cannabinoide, CBD und THC, wirken entzündungshemmend. Jedoch gibt es einen sehr großen Unterschied, denn THC sorgt im Gegensatz zu CBD oft für ein Rauschgefühl. Gerade Sportler brauchen bei ihren Wettkämpfen einen klaren und fokussierten Kopf. Das ist mit dem Genuss von THC nicht möglich. Im CBD-Öl ist jedoch kaum mehr THC vorhanden. Somit kannst du mit dem CBD-Öl die wunderbaren und wertvollen Eigenschaften der Hanfpflanze für dich nutzen und musst keine Beeinträchtigungen und Nebenwirkungen von psychotischen Substanzen befürchten.

Eine weitere Wirkung des CBDs ist die Unterdrückung des Appetites. Gerade Sportler müssen meist eine strikte Ernährung einhalten, um ihre Ziele zu erreichen. Dabei ist dann nichts ärgerlicher als ein Fehlverhalten während der angeordneten Diät. Denn meist sind diese Diäten und ihre Einhaltung sehr wichtig für die Teilnahme an bestimmten Wettkämpfen. Nur leider sind Heißhunger auf kleine und große Sünden des täglichen Lebens normal unumgänglich und auch für Sportler keine Seltenheit. Mit der Anwendung des CBD-Öls kannst du dir sicher sein, dass du weiterhin deine Kalorienzufuhr durch deine ausgesuchten Nahrungsmittel beziehst. Gerade im Bodybuilding oder beim Muskelaufbau spielt die Ernährung neben dem Training eine große Rolle. Somit bietet dir das CBD in seinen unterschiedlichen Stärken eine ideale

Einstiegsmöglichkeit, um deine Ziele erreichen zu können.

Gerade in Bezug auf das Thema Schlaf ist das CBD-Öl unumgänglich. Denn fast jeder Mensch hat Probleme mit dem Einschlafen. Sei es nun das Einschlafen, das Durchschlafen oder die Dauer des Schlafes. Eine Erhebung ergab, dass ca. ein Drittel der gesamten Bevölkerung Schwierigkeiten mit dem Schlafen hat. Dabei ist Schlaf so wichtig, denn er verleiht uns neue Energie. Das CBD-Öl hat durch seine vielen Möglichkeiten eine natürliche Regulierung auf das Schlafverhalten. Somit können verschiedene Körperfunktionen gesteuert und beeinflusst werden. Dazu gehört unter anderem die Bildung von verschiedenen Hormonen, die Herzfrequenz, der Blutdruck und noch vieles mehr. Gerade nach anstrengenden Trainingsphasen kann der Körper in punkto Schlaf einem schnell einen Strich durch die Rechnung machen. Gerade die hohe Anstrengung und die aufgenommenen Emotionen sorgen für eine Information über Regulation und eine Ausschüttung verschiedener Hormone, die in uns eine Unruhe auslösen und uns keinen Schlaf finden lassen. Durch die Einnahme des CBD-Öls können diese Funktionen in der Entspannungsphase nun wieder in geregelte Bahnen geleitet werden und du kannst somit in einen erholsamen Schlaf fallen.

Gerade Knochenbrüche stellen für viele Sportler eine enorme Gefährdung der Karriere dar. Denn ein Knochenbruch bringt meist für den Betroffenen unangenehme Komplikationen mit sich. Das bedeutet auch, dass das Training für Sportler erst einmal längere Zeit flachfällt, solange die Genesung andauert. Mit dem CBD-Öl kann das Knochenwachstum beschleunigt werden und somit die Regenerationszeit nach Verletzungen und Brüchen verkürzt werden. Dies ist ein neuer Therapieansatz und verhilft sogar zu schnellerer Genesung.

Nebenwirkungen des CBD-Öls

CBD und THC unterscheiden sich, trotz der gleichen Wurzel-Abstammung, in ihren Eigenschaften und Auswirkungen auf den Körper. Das THC hat andere Verbindungen an Rezeptoren im Gehirn, wodurch die bekannten Rauschzustände ausgelöst werden. Dieser Wirkstoff bietet natürlich auch viele Vorteile, jedoch ist das CBD-Öl in der Anwendung besser, da die Nebenwirkungen geringer sind als bei THC.

Die meisten Studien, die angestellt wurden, kamen zu dem Ergebnis, dass das CBD-Öl in seiner Nebenwirkung sehr gering ist und der Konsum somit sicher und praktisch ist. Es beeinflusst weder physiologische Parameter wie zum Beispiel Herzfrequenz, Körpertemperatur oder Blutdruck. Jedoch müssen einige kleine Nebenwirkungen von CBD-Öl hier genannt werden.

Zum Beispiel kann es eine Nebenwirkung die Hemmung verschiedener Arzneimittelstoffe sein. Das CBD kann mit verschiedenen Arzneimitteln zum Beispiel auch interagieren, da es die Aktivität von bestimmten Leberenzymen hemmt.

Die meisten Arzneimittelmetaboliten zieren die entsprechenden Enzyme. Bei einer sehr hohen Dosis an CBD-Öl kann zum Beispiel ein bestimmtes Enzym vorübergehend neutralisiert werden und damit die Mittabuisierung der Medikamente im Körper verändert werden. Somit solltest du auf jeden Fall immer deinen Arzt oder Apotheker fragen, wenn du mit dem CBD-Öl noch andere Medikamente einnimmst.

Hohe Dosen des CBD-Öls können auch nach neuesten Forschungen die Symptome der Erkrankung Parkinson verändern und verstärken.

Zum Beispiel verschlimmert das CBD-Öl in einer hohen Dosis das Zittern.

Ein trockener Mund ist eine gängige Nebenwirkung der Anwendung des CBD-Öls. Dieser Effekt wird dadurch hervorgerufen, dass die Speichelsekretion gehemmt wird. Denn die Cannabinoiden-Rezeptoren in den submandibulären Drüsen sind für die Herstellung von Speichel verantwortlich. Wenn diese Rezeptoren nun aktiviert werden, verlängert sich die Produktion des Speichels, dieses führt unwiederbringlich zu Trockenheit im Mund.

Eine weitere hier aufgeführte Nebenwirkung ist, dass das CBD-Öl in höheren Dosen eine Schläfrigkeit verursacht. Solltest du also nach der Einnahme eine ungewöhnliche Müdigkeit verspüren, solltest du vermeiden, schwere Maschinen und Fahrzeuge zu bedienen.

Eine hohe Dosis des CBD-Öls kann auch dafür sorgen, dass dein Blutdruck ziemlich rapide abfällt. Das passiert meistens innerhalb weniger Minuten, nachdem du das CBD-Öl eingenommen hast. Durch diesen erniedrigten Blutdruck kannst du ein Gefühl der Benommenheit empfinden. Falls du gleichzeitig Medikamente für deinen Blutdruck einnimmst, solltest du die kombinierte Einnahme von CBD auf jeden Fall mit deinem Arzt oder Apotheker besprechen.

Wie schon oben beschrieben, kann das CBD-Öl zum Abfall des Blutdruckes führen. Das hat meist als Folge, dass du dich benommen fühlst. Sollte diese Benommenheit vorübergehend anhalten, kannst du dem auch durch Trinken von viel Wasser, Kaffee und Tee entgegenwirken.

An dieser Stelle sei auch anzumerken, dass noch keine Langzeitstudien zum Konsum und zur Anwendung von CBD-Öl existieren. Deswegen sind die hier getroffenen Aussagen auch nicht verbindlich.

©Robert Kohlhaber 2019

1. Auflage

Alle Rechte vorbehalten

Nachdruck, auch auszugsweise, verboten.

Kein Teil dieses Werkes darf ohne schriftliche Genehmigung des Autors in irgendeiner Form reproduziert, vervielfältigt oder verbreitet werden.

Kontakt: Michael Stoiber / Otterbachstr. 33 / 85301 Schweitenkirchen

Fotos: depositphotos.com

Das Werk einschließlich aller seiner Teile ist urheberrechtlich geschützt. Jede Verwertung ist ohne schriftliche Zustimmung des Autors unzulässig. Darunter fallen auch alle Formen der elektronischen Verarbeitung.

Die Wiedergabe von Gebrauchsnamen, Handelsnamen, Warenbezeichnungen usw. in diesem Werk berechtigt auch ohne besondere Kennzeichnung nicht zu der Annahme, dass solche Namen im Sinne der Warenzeichen- und Markenschutz-Gesetzgebung als frei zu betrachten wären und daher von jedermann benutzt werden dürfen.

Der Autor übernimmt keinerlei Gewähr für die Aktualität, Korrektheit, Vollständigkeit oder Qualität der bereitgestellten Informationen und weiteren Informationen.

Haftungsansprüche gegen den Autor, welche sich auf Schäden materieller oder ideeller Art beziehen, die durch die Nutzung oder Nichtnutzung der dargebotenen Informationen bzw. durch die Nutzung fehlerhafter und unvollständiger Informationen verursacht wurden, sind grundsätzlich ausgeschlossen.

www.ingramcontent.com/pod-product-compliance
Lightning Source LLC
Chambersburg PA
CBHW072230170526
45158CB00002BA/827